Kay Fitzgibbons

# Natürlich bist Du schön

## Vegane, Einfache & Schnelle Rezepte für DIY Naturkosmetik

TWENTYSIX

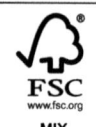

# Inhaltsverzeichnis

# 1. Vorwort

Schön, dass Du hier bist. Ich möchte Dir erst mal gratulieren. Denn Du hast den ersten Schritt gewagt und bist bereit Dich gut um Dich & Deinen Körper zu kümmern.

Du hältst dieses Buch in Deinen Händen und ich freue mich für Dich, denn als ich vor Jahren diesen Weg startete, gab es keine Bücher zu diesem Thema. Ich stand erst einmal allein mit meinem Wunsch nach Veränderung da.

Ehrlicherweise hatte ich noch nie ein riesengroßes Interesse an Kosmetik selbst. Ich nutzte einen Kajalstift und die üblichen Pflegeprodukte wie Duschgel, Shampoo & Co.
Lippenstift, Lidschatten oder sonstiges Dekozeug interessierten mich nicht.
Allerdings hatte ich, als ich bei einer bekannten FastFood Kette jobbte, eine Phase, in der ich das Bedürfnis hatte mein Gesicht mit Make-up zuzukleistern.
Merkte aber schnell, wie sehr sich mein bisher so reines Hautbild von Tag zu Tag verschlechterte. Ich ließ beides sein. Den Fast Food Job und das Make up und ging wieder meinen gewohnten Weg.

Gewaschen wird mit Wasser und gecremt mit einer Tagespflege.

Und genau deshalb war ich auch so schockiert als ich vor einigen Jahren beschloss mich intensiver mit dem Thema auseinander zu setzen.
Die Ergebnisse meiner anfangs sehr kreativen Experimente und sämtlichen Recherchen hältst Du nun in Deinen Händen.

Weißt Du was mich am meisten schockiert hat?

**80 Schadstoffe schon vor dem Frühstück**

Vor dem Frühstück kommt eine Frau mit ca. 80 verschiedenen Schadstoffen in Kontakt und diese Schadstoffe wandern in die Zellen, lagern sich dort ab, verlangsamen den Stoffwechsel, rauben Energie, das Hautbild verändert sich, die Haut ist grau, die Haare stumpf (obwohl wir Frauen doch Wert auf gute, oft sehr teure Produkte legen und uns diese auch gönnen.)

Aber keine Sorgen, nun hast Du ja den ersten Schritt gewagt.

Wenn Du - so wie ich - Sachen gerne selbst machst, kannst Du mit Hilfe meiner Rezepte in den Kapiteln 11 bis 13 Deine Kosmetikprodukte ganz einfach selbst herstellen.

Wenn das für Dich nicht in Frage kommt, dann findest Du in Kapitel 14 alternative Basics, die Du bedenkenlos nutzen kannst.

Schon mal vorweg: Falls Du Dich für das Selbermachen entscheidest ....

 Sei Dir bewusst, dass es ein Weg ist ... **ein WEG!!!**

Du gehst kleine Schritte und ersetzt **ein konventionelles Kosmetikprodukt nach dem anderen.**

Du änderst Dein Kaufverhalten und benutzt für Dich und Deine Familie nur noch Produkte, die selbst bei Verzehr keine Katastrophe bedeuten! Dein Körper, der Körper Deiner Kids und auch die Umwelt werden es Dir danken, wenn Du naturreine Kosmetik verwendest.

## 2. Einleitung

### Zugemüllte Weltmeere
Rund 80 Millionen Tonnen Plastikmüll schwimmen laut Schätzungen derzeit im Meer und laut WWF werden es jedes Jahr bis zu zwölf Tonnen mehr.

### Plastik im Ackerboden
Eine Studie der Uni Bayreuth, die am 18.12. 2018 veröffentlicht wurde, konnten die Wissenschaftler belegen, dass eine landwirtschaftlich genutzte Ackerfläche in Franken mit Mikro- und Makropartikeln kontaminiert war.

### Umweltschädigende Silikone
Ein synthetisch hergestellter Stoff, der mit umweltgiftigem, chloriertem Kohlenwasserstoff hergestellt wird und nicht biologisch abbaubar ist

### Gesundheitsgefährdende Inhaltsstoffe
Diese legen sich wie ein Film auf Deine Haut und lagern sich in Deinen Zellen ab.
Die Nährstoffaufnahme wird erschwert.


Du wirst in diesem Buch ganz schnell merken, dass ich es liebe Fragen zu stellen und vor allen Dingen zu hinterfragen.

*So jetzt mal ganz ehrlich wie viele
Pflegeprodukte hast Du?*

*Geh ruhig in Dein Badezimmer
und schaue nach - ich warte so lange!*

Ich z.B. war schon immer recht minimalistisch im Bereich Pflegeprodukte und Kosmetika unterwegs. Ja ich hatte natürlich die gängigen Dinge wie Duschgel, Shampoo, Tagescreme, Zahnpasta & Bodylotion, aber zu meinem Fundus gehörten KEINE Conditioner, Gesichtswasser, unzählige verschiedene Pflegecremes, Mundwasser, Peeling oder Badezusätze

… und trotzdem war ich schockiert wie viele Sachen ich hatte und nun schauen wir mal in einen durchschnittlichen Badezimmerschrank. Da gibt es noch so einiges an Schnick-Schnack was Frau nutzen kann:

Augenpflege, Gesichtsreiniger, Gesichtspeeling, Make up, Puder, Wimperntusche, Rouge (nutzt man so etwas noch?), Concealer, Kajal und es gibt bestimmt noch ganz viele Dinge, von denen ich gar nichts weiß.

Und schon bin ich bei meiner nächsten Frage (wie gesagt, ich liebe es Fragen zu stellen)

*Hast Du Dir schon die Mühe gemacht und die **Rückseite** Deiner vielen Pflegeprodukte angeschaut?*

*Sprich hast Du schon einmal die einzelnen Inhaltsstoffe studiert?*

Oder vertraust Du auf das Güte- und Biosiegel und Aussagen wie:

„ohne Mikroplastik"
„vegan"
„50% Ölanteil"
„Tube aus 50% Recyclingmaterial - ohne Verschluss"
„hoher Pflegefaktor"
usw.

Ich kann Dir sagen ein Blick auf die Inhaltsstoffe lohnt sich allemal, denn in ihnen findest Du zahlreiche, teilweise gesundheitsschädliche Substanzen:

- Aluminium & Silikone
- Benzophenon & Formaldehyd
- Mineralöle & Paraffine
- Nanopartikel & Mikroplastik
- synthetisches Glycerin & Parabene
- Weichmacher

Und nun frage ich Dich:

*Was glaubst Du was diese Inhaltsstoffe mit
Deiner Haut, Deinen Zellen,
Deinem Körper machen und was glaubst Du
was sie mit unserer Umwelt  machen,
wenn sie ins Abwasser gelangen?*

## Die Auswirkungen auf die Haut

Die Haut ist eines unserer wichtigsten Entgiftungsorgane und sie scheidet Abfallprodukte aus. Auch Schadstoffe aus Umwelteinflüssen, Medikamenten und Genussmitteln werden zum Großteil über die Hautporen aus unserem Körper geschleust.

Ein Zuviel an Giftstoffen macht sich daher schnell in unserem Hautbild bemerkbar.

Die sichtbaren Folgen:
- Hautalterung
- Hautunreinheiten
- Fahler Teint
- Akne
- Extrem fettige oder aber sehr trockene Haut.

### Die Auswirkung in den Zellen
Das Zwischenzellgewebe steht in enger Verbindung mit den Zellen und dem Gewebe und wird laut dem Naturkundler Joseph Angerer als Meer, in dem die Organe schwimmen, bezeichnet. Dort lagern sich die Schadstoffe, die wir über die Ernährung, die Umwelt, Haushaltsgegenstände, Pflege- und Reinigungsprodukte aufnehmen ab.

## Die Auswirkungen im Körper

Das Gewebe übersäuert, daraus entstehen Verspannungen, Fehlhaltungen, hohes Verletzungsrisiko

Nährstoffaufnahme ist gehemmt und somit ist die Versorgung der Organzellen ungenügend

Schlechte Abwehrfunktion und daraus resultierend Infektanfälligkeit.

Diese Faktoren bilden einen guten Nährboden für die Entstehung von chronischen Krankheiten.

## Die Belastung der Umwelt

Durch künstliche Schadstoffe, die der Mensch benutzt. Wir finden sie im Abwasser, auf Ackerböden, in den Weltmeeren und somit in unserer Nahrung. Der Kreislauf schließt sich.

## 3. Inhaltsstoffe der Pflegeprodukte und ihre Nebenwirkungen

Schädliche chemische Substanzen findet man überall, auch in der Kosmetik und in den Pflegeprodukten, die Frau ja zuhauf zu Hause hat.

Überlege Dir mal wie oft Du Dir am Tag die Hände wäschst oder Zähne putzt,
Wie oft Du Dir die Haare wäschst, Dich duschst, eincremst, salbst & pflegst.
Da reichen Deine 10 Finger und die Zehen nicht aus.

Und mit jedem Reinigungs- oder Pflegeritual nimmst Du diese Inhaltsstoffe über Deine Haut auf (die übrigens 10 mal aufnahmefähiger ist als Dein Darm und das will was heißen), sie durchdringen Deine Zellen und gelangen mit dem Blutkreislauf überall in Deinen Körper. Nieren, Leber, Dein Lymphsystem und die Schilddrüse sind davon betroffen und schon ist das (Hormon)Chaos perfekt.

Nun stellst Du Dir vielleicht die Frage, wieso diese schädlichen Inhaltsstoffe überhaupt verwendet werden dürfen.

Nun, hierfür gibt es mehrer Gründe.

**1. Geld - Kosten sparen - Umsatz erhöhen**
Die chemischen Stoffe sind weitaus günstiger als hochwertige, natürliche. Substanzen und sie sind schneller verfügbar!

**2. Niedrige Konzentration im einzelnen Produkt**
Die Hersteller namhafter Pflegeprodukte weisen darauf hin, dass ja nur minimale Mengen in einem Produkt verwendet werden.
Da Du aber nicht nur dieses Produkt sondern eine ganze Produktreihe (Zahnpasta, Pflegecreme, Peeling, Gesichtswasser, Concealer, Puder, Make-up, Shampoo, Duschgel, Handseife, Bodylotion, Körperöl, Nachtpflege, Augencreme, etc. verwendest, hast Du den niedrigen Wert gleich mal verzehnfacht.

**3. Schnelle, oberflächliche Resultate**
Wie z.B. das Silikon in Conditioners - das sich wie ein Schutzfilm um das Haar legt. Von außen siehst Du top aus, aber innen ist Dein Haar immer noch trocken und geschädigt.
Oder die Anti-Aging Creme, mit dem künstlich hergestellten Kollagen, das Wasser bindet Wasser,

die Haut sieht direkt nach dem Auftragen eines Kollagenproduktes glatt und frisch aus.

Nehmen wir jetzt mal einige dieser chemischen Substanzen unter die Lupe.

**Aluminium Chlorid**
z.B. im Deo, Lippenstift, Zahnpasta - gilt als nervenschädigend, hautirritierend und verstopft die Poren.

Aluminium hat im menschlichen Körper keine natürliche Funktion und kann in zu großen Mengen eine Vielzahl von biologischen Prozessen stören. Wir sind Aluminium ständig ausgesetzt. Es ist das dritthäufigste Element der Erdkruste und gelangt so auch in die Pflanzen. Deshalb enthalten auch einige Lebensmittel wie Tee oder Schokolade Aluminium.
Außerdem ist es in vielen Sonnencremes und Körperlotionen enthalten.
In Deos sorgen Aluminiumsalze dafür, dass wir weniger schwitzen.
Auch in Lebensmittelverpackungen, in manchen Impfstoffen oder in einigen Tabletten gegen Sodbrennen kann man Aluminium finden.
Selbst in der Luft ist es als Bestandteil von Feinstaub nachzuweisen.

Es ist mittlerweile erwiesen, dass vor allem 11- bis 14-Jährige vergleichsweise viel Aluminium aufnehmen, einerseits durch die Nahrung und andererseits durch Deodorants und Kosmetika wie beispielsweise Lippenstifte.
Die täglich aufgenommene Menge liegt bei dieser Altersgruppe teilweise deutlich über den bestehenden Grenzwerten.

## Duftstoffe

die gerne überall drin sind - schließlich wollen wir gut riechen - sind nichts anderes als gut riechende Allergene besonders Citral, Farnesol und Linalool

## Coumarine (Cumarin)

Verwendung: Ein Duftstoff, der häufig in der Kosmetik eingesetzt wird.
Nebenwirkungen: steht im Verdacht Krebserregend und Leber schädigend zu sein.

## Mikroplastik

immer wieder und immer öfter im Einsatz …
versteckt sich hinter den Namen
Polyethylen, Nylon-6 oder Polyacrylat und noch vielen anderen und steckt in
Peeling, Shampoos, als Bindemittel in Cremes -
Jetzt mal ehrlich wer schmiert sich denn schon gerne mit Plastik ein?

Mal von den Auswirkungen auf die Umwelt und somit wieder auf unsere Gesundheit ganz abgesehen

**Mineralöl**
Versteckt sich auch gerne hinter den Bezeichnungen
Mineral Oil
Cera Microcristallina
Microcrystalline Wax
Paraffinum liquidum
Paraffin
Ozokerit
Ceresin
Petrolatum/Vaseline
Es wird als Ersatz für hochwertige pflanzliche Öle in vielen kosmetischen Produkten verwendet, vor allem in der Körperpflege (Körpermilch und Körperöl, auch für Kinder), Cold Creams und Salben aber auch in der dekorativen Kosmetik wie Make up, Concealer, Mascara, …
Es kann bis zu 90% eines Produktes ausmachen.
Das Mineralöl wirkt wie eine Plastiktüte auf der Haut, die Haut kann nicht mehr atmen und Abfallstoffe ausscheiden, darüber hinaus wird auch die Bildung des hauteigenen Fetts allmählich eingestellt.

Die Verwendung von Mineralöl führt zur Verlangsamung des Hautmetabolismus und damit zur vorzeitigen Hautalterung, Akne, verschiedenen Hauterkrankungen, verstopften Hautporen und Hautaustrocknung. Außerdem wird es in Lymphknoten gespeichert und es hemmt die Resorption des Vitamin A im Darm.

Eine Langzeitverwendung von verschiedenen Formen von Mineralöl löst eine Abhängigkeit aus und führt zum Teufelskreis –

Die Haut wird immer trockener und es werden immer stärkere Produkte auf Mineralölbasis benötigt.

**Parabene**
Hierbei handelt es sich um eine Gruppenbezeichnung für Chemikalien, die aufgrund des niedrigen Preises oft als Konservierungsmittel in kosmetischen und pharmazeutischen Produkten verwendet werden. Sie befinden sich in Shampoo, Feuchtigkeitscremes, Rasiergels, Lubrikationsgels, Make-Up, Zahnpasta usw.

Es gibt Methyl-, Ethyl-, Propyl-, Butyl- und Isobutylparaben.

Parabene kann bei empfindlichen Menschen die allergische Hautreizungen bis hin zur Dermatitis verursachen.

Aufgrund der milden Östrogenwirkung haben sie einen nicht unerheblichen Einfluss auf die Fruchtbarkeit von Frauen und der vorzeitigen Pubertät bei Mädchen.

Leider gibt es noch keine Langzeitstudien zum Thema Brustkrebs & Pubertät und natürlich fehlen die finanziellen Mittel um diese eingehender zu erforschen.

**Toluol**
Auch bekannt unter den Bezeichnungen Toluen, Methylbenzol, Phenylmethan
Ein Lösemittel, das in Farben, Lacken, Nagellack und Nagellackentferner verwendet wird.
Schon 2015 wurde in einer Studie der US Universität in North Carolina die gesundheits-schädlichen Auswirkungen aufgedeckt. Des Weiteren wirken die Inhaltsstoffe DNA verändernd und können zur Unfruchtbarkeit führen.

**Silikone**
sind synthetische Lipide (Fette) auf Erdölbasis, die in der Natur nicht zerlegt werden können.

Silikone kommen vor allen Dingen in Shampoo & Conditioner und in Körperpflegeprodukten (Cremes, Lotionen) vor.

Zusammen mit PEG (Polyethylenglykol) und PPG (Polypropylenglykol) wird die Bildung von hauteigenem Fett unterdrückt, es entsteht eine Abhängigkeit von Silikonen und der Haut- & Haarzustand verschlechtert sich.

**Das sieht in der Praxis so aus:**

Conditioner:
Die Silikonschicht legt sich auf Deinem Haar ab - Deine Haare glänzen, lassen sich besser kämmen, der Spliss ist weg.
Von außen siehst Du top aus, aber innen ist Dein Haar immer noch trocken und geschädigt.
Da das Silikon immer wie ein Film auf Deinen Haaren liegt, können keine Pflegestoffe in die Tiefe dringen - der Zustand Deiner Haare verschlechtert sich noch mehr und Du nutzt immer mehr Conditioner.

Shampoo:
Das Silikon klebt an Deiner Kopfhaut - die Folge davon: Das Haarwachstum wird gehemmt und im schlimmsten Fall kommt es zu Haarausfall.

Körperlotion:

Hier helfen die Silikone Deine Deine Haut weich & geschmeidig zu machen, aber da die Moleküle der Silikone zu groß sind, können sie nicht in die Haut eindringen, sondern verstopfen Deine Poren und Deine Haut leidet unter Sauerstoffmangel.
Das wiederum kann Pickel, Allergien, Ausschläge und trockene Haut zur Folge haben.

Und als wäre all das nicht schon schlimm genug, haben diese Inhaltsstoffe eben nicht nur die von den Kosmetikfirmen verharmlosten

➡ direkten Nebenwirkungen wie Hautreizungen, Allergien, sondern auch
➡ die Ablagerung in unseren Zellen und
➡die Auswirkungen auf unsere Hormone!

*Und mal ganz unter uns ... selbst wenn Du super hochwertige und ganz*
*furchtbar teure Produkte benutzt, sind trotzdem viele diese Inhaltsstoffe enthalten.*

# 4. Übersicht der Inhaltsstoffe

Hier findest Du nun eine übersichtliche Tabelle über das Vorkommen potentiell schädlicher Zusatzstoffe der gängigsten Pflegeprodukte und Kosmetika

| | |
|---|---|
| Haar-Conditioner | Diethanolamin (DEA), Propylenglykol, tierisches fett |
| Duschgels und Seifen | Diethanolamin (DEA), Propylenglykol, tierisches fett |
| Deodorants | Aluminium, Butan, Propan, Propylenglykol, Alkohol |
| Cremes | Formaldehyd, Glycerin, Kaolin, Lanolin, Mineralöl, synthetische Duftstoffe, Petrolatum, Propylenglykol, Silikone |

| | |
|---|---|
| Make-up | Polyetylenglykol (PEG), Mineralöl, synthetische Duftstoffe, Propylenglykol, Glycerin |
| Mundwasser | Alkohol, synthetische Geschmacksstoffe, Natrium-Laurylsulfat (NLS) |
| Rasierschaum und Rasiergel | Diethanolamin (DEA), Propylenglykol, Natrium-Laurylsulfat (NLS) |
| Shampoo | Diethanolamin (DEA), Diethylphthalat, Tenside, Oxybenzon, Propylenglykol, Natrium-Laurylsulfat (NLS), |

| | |
|---|---|
| Sonnenschutz | Benzophenone, Mineralöl, Petrolatum, Lanolin, Glycerin, Propylenglykol, synthetische Duftstoffe |
| Zahnpasten | Fluor, Natrium-Fluorid, Natrium-Laurylsulfat (NLS), Propylenglykol, Saccharin |

Das sind die harten Fakten

Aber keine Sorge - Du kannst ja die Entscheidung treffen Dich von konventionellen Produkten zu verabschieden und absolut 100% naturreine in Dein Badezimmer zu holen und somit Dein Immunsystem, Deinen Körper nicht länger zu belasten und auch gleich Deinen Kindern dieses wertvolle Wissen mit auf den Weg zu geben um damit das Risiko, das sie an chronischen & zivilisationsbedingten Krankheiten erkranken zu minimieren.

# 5. Hauptgefahrenquellen und natürliche Alternativen

Du weißt welche Inhaltsstoffe in den einzelnen Produkten stecken, nun habe ich noch eine einfache Übersicht der einzelnen Pflegeprodukte, ihrer Hauptgefahrenquelle und den gesundheitsschädlichen Aspekten zusammengefasst. In Kapitel 12 stelle ich Dir dann die natürlichen Alternativen vor!

| Pflegeprodukt | Hauptgefahren-quelle | Gesundheits-schädlich |
|---|---|---|
| Haar-Conditioner | Diethanolamin (DEA), Propylenglykol, tierisches fett | Bildung von hauteigenem Fett wird unterdrückt, es entsteht eine Abhängigkeit von Silikonen und der Hautzustand verschlechtert sich |
| Duschgels und Seifen | Diethanolamin (DEA), Propylenglykol, tierisches fett | Reizt Schleimhäute, krebserregend, ist allergieauslösend |

| Pflegeprodukt | Hauptgefahren-quelle | Gesundheits-schädlich |
| --- | --- | --- |
| Deodorants | Aluminium, Butan, Propan, Propylenglykol, Alkohol | nervenschädigend hautirritierend, verstopft die Poren. |
| Cremes | Formaldehyd, Glycerin, Kaolin, Lanolin, Mineralöl, synthetische Duftstoffe, Petrolatum, Propylenglykol, Silikone | verstopfen Deine Poren und Deine Haut leidet unter Sauerstoffmangel. Das wiederum kann Pickel, Allergien, Ausschläge, trockene Haut zur Folge haben. |
| Foundation | Polyetylenglykol (PEG), Mineralöl, synthetische Duftstoffe, Propylenglykol, Glycerin | Verstopft die Poren, die Haut kann nicht atmen, Poren vergrößern sich, Faltenbildung wird gefördert |

| Pflegeprodukt | Hauptgefahren-quelle | Gesundheits-schädlich |
|---|---|---|
| Mundwasser | Alkohol, synthetische Geschmacksstoffe, Natrium-Laurylsulfat (NLS) | Reizt Haut und Schleimhäute |
| Rasierschaum und Rasiergel | Diethanolamin (DEA), Propylenglykol, Natrium-Laurylsulfat (NLS) | Macht Haut durchlässiger, führt zu Hautirritationen und reizt die Schleimhaut |
| Shampoo | Diethanolamin (DEA), Diethylphthalat, Tenside, Oxybenzon, Propylenglykol, Natrium-Laurylsulfat (NLS), | Das Silikon klebt an Deiner Kopfhaut - die Folge davon Haarwachstum wird gehemmt, es kommt zu Haarausfall |

| Pflegeprodukt | Hauptgefahren-quelle | Gesundheits-schädlich |
| --- | --- | --- |
| Sonnenschutz | Benzophenone, Mineralöl, Petrolatum, Lanolin, Glycerin, Propylenglykol, synthetische Duftstoffe | Alzheimer, krebserregend, Allergien, Hormon irritierend |
| Zahnpasten | Fluor, Natrium-Fluorid, Natrium-Laurylsulfat (NLS), Triclosan, Propylenglykol, Saccharin | Aphthen-bildend, austrocknend, schwächt das Immunsystem |

## 6. Deine Haut und das liebe Kollagen

Unsere Haut ist gigantisch:

Sie hindert durch den Säureschutzmantel Bakterien und Keime, Schmutz und Schadstoffe am Eindringen in den Organismus
Sie kann aber auch Stoffe durch die Poren aufnehmen
Unsere Haut schützt uns vor Hitze und Sonnenstrahlung
Sie gleicht Hitze und Kälte sinnvoll aus
Die Haut wandelt UV Strahlen in Vitamin D3 um
Die Haut hilft bei der Ausscheidung von Salz, Harnstoff, Wasser & Giftstoffe über das Schwitzen
Die Haut hilft dem Körper eine gleichmäßige Temperatur zu halten.

Sie ist eines unserer wichtigsten Entgiftungsorgane
Schadstoffe aus Umwelteinflüssen, Medikamenten, Genussmitteln, Pflege- & Reinigungsmitteln werden über die Hautporen aus unserem Körper geschleust.

Ein Zuviel an Giftstoffen macht sich daher schnell in unserem Hautbild bemerkbar.
Wenn nun Deine Haut überpflegt und somit überfordert ist, kann sie kaum noch atmen -

Die Schadstoffe lagern sich in den Zellen ab, schwächen das Immunsystem und bringen den Hormonhaushalt ganz schön ins Schwanken.

All das hat sichtbare Folgen für Deine Haut und Du wunderst Dich bestimmt schon die ganze Zeit was Du denn tun kannst, damit Du diese eingelagerten Schadstoffe wieder los wirst.

Natürliche Pflegeprodukte zu benutzen ist die eine Seite der Medaille, auf der anderen Seite steht das sanfte Aktivieren unserer körpereigenen Entgiftung. Denn dann können Unreinheiten gar nicht entstehen und die Haut ist straff, gut durchblutet und rosig.

Mithilfe der Pflanzenkraft ist das sogar ganz einfach:
Entwässernde Brennnessel oder
Die einfache Reinigung auf zellularer Ebene mit nur 2 Zutaten leiten eingelagerte Abfallprodukte sanft aus dem Körper.

Bevor wir uns aber der sanften Reinigung und den neun anderen effektiven Tipps für Deine natürlich schöne Haut zuwenden, betrachten wir erstmal das wichtigste Protein Deines Körpers - das Kollagen - genauer:

## Kollagen - ein Protein

Kollagen, ist das im Körper am häufigsten vorkommende Protein, es wird täglich neu gebildet, speichert die Feuchtigkeit und fördert die Regeneration von Hautzellen.

So lange es gut funktioniert, stützt es das Bindegewebe und verleiht ihm Festigkeit. So hält Kollagen die Haut jung, glatt & straff.

Wie Du auf dem folgenden Bild gut erkennen kannst, besteht Kollagen aus **seilähnlichen Strukturen, die sich zu Fasern von hoher Festigkeit verdichten und damit für Elastizität und Geschmeidigkeit** sorgen, unverzichtbar für die Spannkraft der Haut.

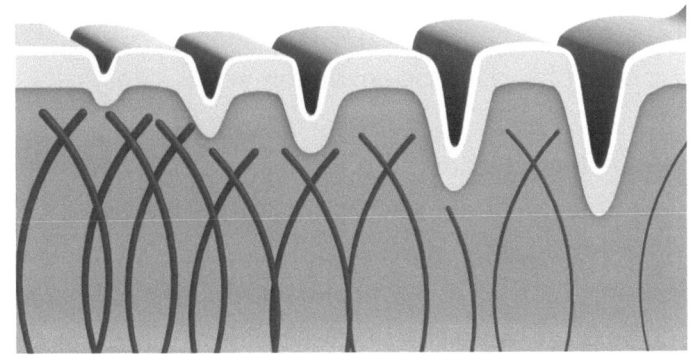

Leider lässt die körpereigene Produktion des Proteins mit zunehmendem Alter nach und es bilden sich Fältchen und Falten.

Dagegen sollen laut Kosmetikindustrie kollagen-haltige Kosmetika helfen.
Eines aber gleich vorweg - diese Mittelchen können nur in der Epidermis, der äußeren Hautschicht, wirken. Das ergibt zwar den schnellen Effekt und der Glaube daran, dass das Produkt wunderbar funktioniert, aber dieser Schein hält nur von kurzer Dauer.

Kollagen finden wir vor allen Dingen in „Anti Aging Produkten"

- Anti Falten Creme
- Mascara - die Wimpern wirken länger
- Lippenstift - die Lippen wirken voller.

Das künstlich hergestellte Kollagen bindet Wasser, die Haut sieht direkt nach dem Auftragen eines Kollagenproduktes glatt und frisch aus - für ca. 20 Minuten, denn es wirkt nur ,wie bereits erwähnt, in der obersten Hautschicht, der Epidermis!
Deshalb lohnt sich der Erwerb der meist sehr teuren Produkte nicht wirklich!
Aber ich habe auch eine gute Nachricht, denn Du kannst Deinen Körper bei der Kollagenproduktion unterstützen.

Das geht ganz einfach über die Ernährung.
Baue folgende Lebensmittel regelmäßig in Deinen Speiseplan ein.

| Kollagen in ... | Wirkung ... |
| --- | --- |
| - Kohl<br>- Auberginen<br>- Grünkohl<br>- Endivie<br>- Spinat<br>- Möhren<br>- Hokkaido<br>- Brokkoli | Sie enthalten viel Vitamin A, dieses regt die Zellteilung an und fördert die Bildung elastischer Fasern |
| - Äpfel<br>- Erdbeeren<br>- Kirschen<br>- Rote Beete<br>- Tomaten<br>- Rote Paprika | Sie enthalten Lycopen, eine Substanz die antioxidativ wirkt und die Kollagenbildung fördert. |
| - Orange<br>- Zitrone<br>- Kiwi<br>- Grapefruit<br>- Mango<br>- Ananas | Sie haben einen hohen Anteil an Vitamin C & enthalten Antioxidantien, die die Faltenbildung vorbeugen |

| Kollagen in ... | Wirkung ... |
| --- | --- |
| - Sellerie<br>- grüne und schwarze Oliven<br>- Knoblauch<br>- Gurke<br>- Banane<br>- Zwiebel<br>- Tofu | Sie enthalten wertvolle Schwefelverbindungen, die die Produktion von Kollagen ebenfalls fördern. |

Wenn Du Rezepte brauchst, dann empfehle ich Dir mein Gratis Rezeptbuch „Lecker Essen im Alltag“.
Mit dem Download erhältst Du 14 leckere, basische, pflanzliche, einfache Rezepte.

## 7. Zehn Tipps für natürlich schöne Haut & Haare

Im folgenden gebe ich Dir nun 10 leicht umsetzbare Tipps, die Du ganz einfach in Deinen Alltag integrieren kannst.
**Mein Motto lautet schon seit Jahren:** Ich gehe lieber täglich kleine Schritte als ab und zu einen riesengroßen!

Und genau so solltest auch Du mit den folgenden Tipps umgehen. Mach langsam. Nimm Dir nicht zu viel vor.
Wir möchten immer ganz schnell, ganz viel erreichen, aber das ist von Beginn zum Scheitern verurteilt, denn wir sind in unserem Alltag doch eh schon am Limit, haben kaum Zeit für uns und fühlen uns oft überfordert.

Wenn Du jetzt noch versuchst alles auf einmal anzuwenden, wird dieses Buch nur ein weiterer Staubfänger in Deinem Bücherregal.
Das möchte ich nicht. Ich möchte Dich begleiten. Mit Dir diese Schritte gehen. Langsam, aber stetig!

Lies Dir zuerst mal alle Tipps in Ruhe durch und frage Dich dann welchen Tipp Du am ehesten umsetzen kannst. Starte damit.

Als Nächstes suchst Du Dir den Tipp aus, der Dich am meisten anspricht und baust diesen in Deinen Tag ein. Und so gehst Du immer weiter - kleine Schritte!

## TIPP NUMMER 1 – SCHLAFEN

Ausreichend Schlaf ist ein Jungbrunnen für Deinen Körper und natürlich auch Deine Haut.
Wenn der Körper sich beim Schlafen regeneriert, werden Schlacken über die Haut ausgeschieden.

Du hast Schlafprobleme?
Du kannst schlecht einschlafen, schläfst unruhig oder liegst nachts wach, weil Du Gedankenkarussell fährst?

Dann empfehle ich Dir vor dem Einschlafen 2 Dinge:

A - Nimm Dir ein schönes Notizbuch oder einfach nur ein Blatt Papier.
Schreibe alles auf was Dir gerade im Kopf herumschwirrt. Wirklich alles!
Egal wie albern es Dir erscheint!
So befreist Du Deine Gedanken von all den Dingen, die Dir an diesem Tag widerfahren sind

und von allen Dingen, die Du für den nächsten Tag schon wieder geplant hast!

B - Gib einen Tropfen Weihrauch, Lavendel oder Valor auf Deine linke Hand, verreibe diesen mit Deiner rechten. Streiche nun mit Deiner rechten Hand über die linke Fußsohle und mit der linken Hand über die recht Fußsohle und dann kuschelst Du Dich in Dein Bett. Die wunderbare Wirkung der Natur lässt nicht lange auf sich warten …. süße Träume!

## TIPP NUMMER 2: ERNÄHRUNG

Achte auf eine vitalstoffreiche, ballaststoffreiche und natürliche Ernährung. Dann wird Deine Haut mit lebenswichtigen Vitaminen, Mineralstoffen, Enzymen und Aminosäuren versorgt.
Diese sind die Bausteine des Lebens und spielen eine große Rolle bei der Zellerneuerung.

- Frisches Obst
- Gemüse
- Blattgrün
- Quinoa, Linsen, Buchweizen, Hirse
- Saaten, Sprossen, Nüsse

sollten täglich auf Deinem Speiseplan stehen. Wirf auch ruhig nochmal einen Blick auf die Kollagentabelle und baue diese Lebensmittel so oft es geht in Deinen Speiseplan ein.

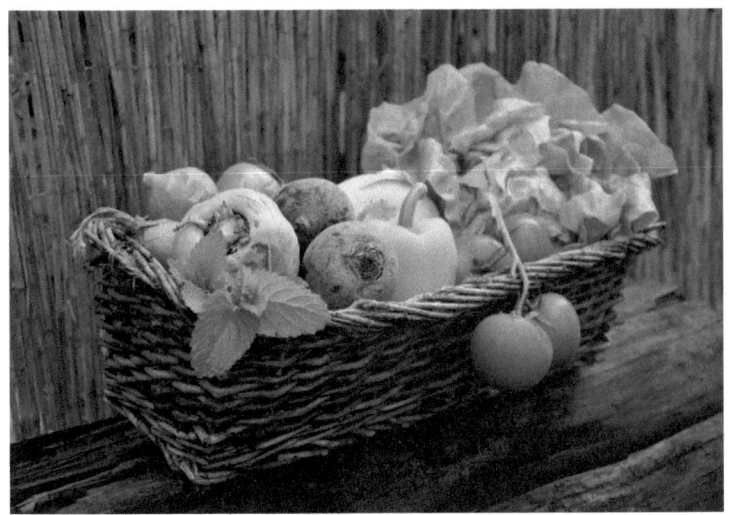

## TIPP NUMMER 3: TRINKEN

Trinkst Du genug?
Wenn Du täglich 2-3 Liter Wasser trinkst, wird
Deine Haut nicht nur besser durchblutet, sondern
auch glatt, feinporig und elastisch. Außerdem kann
sie dadurch besser entgiften.
Ja, ich weiß Wasser kann manchmal ganz schön
langweilig schmecken. Peppe es Dir doch
zwischendurch ganz einfach auf.
Gib Gurkenscheiben, Limettenscheiben,
Orangenscheiben, Beeren, frische Minz- oder
Basilikumstängel hinein oder nutze so wie ich, der
Einfachheit halber Plusöle, Du gibst 1-2 Tropfen in
eine 1 Liter Karaffe Wasser und erfreust Dich am
Geschmack der unterschiedlichen Vitality Öle -
Am Ende dieses Buches findest Du die Links zu
den Vitality Ölen.

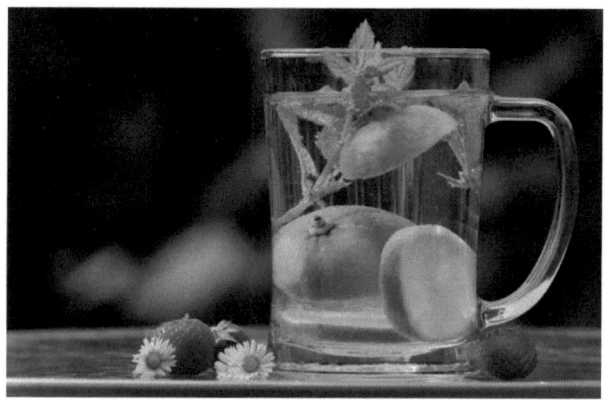

## TIPP NUMMER 4: ZELLREINIGUNG

Kennst Du schon die 30 Tage Anwendung der Zellreinigung?
Diese super einfache Methode mit nur zwei natürlichen Zutaten ist das NONPLUSULTRA für Deine Haut und schenkt Dir obendrein noch Energie!

Ich habe Dir mal alle Informationen zur ganz einfachen Zellreinigung zusammengefasst.

Die Zelle ist der Grundbaustein und die kleinste selbstständige Einheit des menschlichen Körpers, sowie aller Tiere, Pflanzen und Pilze. Täglich nehmen wir unendlich viele Schadstoffe über die Ernährung, die Kosmetik, unsere Reinigungsmittel, die Umwelt auf.
Unsere Haut und unser Immunsystem leiden unter all diesen Schadstoffen. Unser Körper ist allerdings ein Wunderwerk und zeigt nicht immer gleich, dass ihm etwas nicht passt.

Für einen sanften Start der Reinigung auf zellularer Ebene eignet sich die Zitronen-Pfefferminz-Reinigung mit ätherischen Ölen authentischer Qualität.

## So einfach funktioniert die Zitronen-Pfefferminz-Zellreinigung

Vormittags: - Dauer: 3-5 Minuten
Gib einen Tropfen ätherisches Zitronen+Öl in 1 Liter Wasser (in einem Glasgefäß) und trinke es am Vormittag.

Dies bewirkt eine Reinigung des Körpers auf zellularer Ebene – Schlacken und Ablagerungen, die sich in der Zelle gesammelt haben, werden gelöst und aus den Zellen heraus geschwemmt. Des weiteren werden die Zellrezeptoren gereinigt. Ein Tropfen Zitronenöl enthält 40 Trillionen Moleküle, der menschliche Körper besteht aus 100 Billionen Zellen. Somit hat ein Tropfen Zitronen+öl das Potential, jede Körperzelle mit 40.000 Zitonenmolekülen zu versorgen. Durch die enthaltenen natürlichen Gamma-Terpene diffundiert das Zitronenöl durch den ganzen Körper. Wichtig ist, dabei ausreichend Wasser zu trinken, denn das unterstützt die Ausscheidung der Gifte.
Diese Anwendung reinigt die Leber und hilft bei gelegentlichen Verdauungsproblemen, die jeder mal haben kann. Das Magen- und Darmmilieu wird wieder basisch. Alternativ kann auch 1 Tropfen

Grapefruit- oder Orangenöl authentischer Qualität zum Inhalieren genommen werden

Nachmittags: - Dauer: 3-5 Minuten
Gib einen Tropfen ätherisches Pfefferminze+Öl in 1 Liter Wasser (in einem Glasgefäß) und trinke es am Nachmittag.

Diese Anwendung unterstützt die gesunde Verdauung und Ausscheidung, macht basisch und komplettiert die Wirkung der in der ersten Tageshälfte inhalierten Zitrone. Pfefferminze beruhigt und erfrischt.
Die Zitronen-Pfefferminz-Reinigung ist sehr sanft und schonend und damit wie viele Dinge in der Natur sehr „intelligent". Eine zu schnelle Entgiftung würde die Leber, Nieren und den Körper generell zu stark belasten. Auf diese Weise kann über einen längeren Zeitraum über mehrere Wochen oder Monate eine behutsame Reinigung des Körpers erfolgen und die Toxine, die sich über Jahre und Jahrzehnte im Gewebe abgelagert haben, werden aus dem Körpersystem entlassen.

WICHTIG: Die beschriebenen Effekte stellen sich nur bei Verwendung von Ölen authentischer Qualität ein – die Verwendung von ätherischen Ölen minderer Qualität oder gar Duftölen ist unverantwortlich und kann gesundheitliche Schäden hervorrufen.

Den Link für die Zutaten der Zellreinigung findest Du am Ende dieses Buches im Anhang.

## TIPP NUMMER 5: BEWEGUNG

Wusstest Du das sportliche Betätigung Deine Haut strafft, Fettpölsterchen wegschwemmt und natürlich die Haut so richtig gut durchblutet?
Also worauf wartest Du noch? Leg los!! Es ist nie zu spät ein Workout zu machen.

Passende Workout Videos findest Du übrigens auf meinem Youtube Kanal „Kay Fitzgibbons".

## TIPP NUMMER 6: LACHEN IST GESUND

… und mal ganz ehrlich hast Du nicht auch lieber Lachfältchen als Sorgenfalten?
Wann hast Du das letzte Mal so richtig herzhaft gelacht?
Hast Du gewußt, dass während wir lachen insgesamt 80 Muskeln im Einsatz sind? Darunter 17 Gesichtsmuskeln.
Herzhaft lachen gilt also auch als ein Workout!
Ganz nebenbei wird noch die Lungenfunktion gestärkt und die Durchblutung angeregt.
Oft fällt es uns allerdings in unserer angespannten Lebenssituation schwer zu lachen oder sogar zu lächeln und dafür habe ich natürlich auch heute den ultimativen, ganz einfachen Tipp für Dich.

**TIPP:** Gib einen Tropfen Joy auf Dein Herz, denn JOY bringt Liebe und Freude in unser Herz. Dies ist speziell dann wohltuend, wenn es im eigenen Leben gerade nicht so viel zu lachen gibt, man von schlechten Launen und schmerzhaften Erinnerungen gequält wird.
Joy hat so viele emotionale Vorteile, da eignet es sich wunderbar als wohltuendes, heilsame Parfüm!

## TIPP NUMMER 7: STRESS LASS NACH

Stress, Unzufriedenheit und Unglücklichsein wirken sich auf Deine Haut aus. Reduziere negative Stressmomente!
Das ist natürlich einfacher gesagt als getan – deshalb habe ich nachfolgend eine kleine Aufgabe für Dich vorbereitet.


A – Was stresst Dich?
Nimm Dir ein leeres Blatt und schreibe mal alles auf was Dir so richtig auf die Nerven geht
z.B. „Warum muss ich immer die Spülmaschine ausräumen?", „Niemand hilft mir!",
„Die Kinder könnten ja auch mal helfen!" „Ich muss mich immer um alles allein kümmern!" … usw.

B – Lösungsansätze
Jetzt schau Dir alles an, was Dich nervt und überlege wie Du die Situation verändern könntest.
z.B. „Teile den anderen mit, dass sie auch die Spülmaschine ausräumen können! Bestimme feste Tage oder Tageszeiten, wenn andere die Spülmaschine oder ähnliches erledigen können.

C – Loslassen
Nun hast Du Menschen, die Dir helfen – jetzt heißt
es LOSLASSEN und auch mal fünf gerade sein
lassen. Es ist klar, dass Deine Kinder die
Spülmaschine nicht genauso ausräumen wie Du.
Akzeptiere, dass andere die Arbeiten anders
erledigen.

D – Nutze die neue gewonnene Zeit weise
Sei dankbar, dass Du jetzt etwas mehr Zeit hast um
mal in Ruhe eine Tasse Tee zu trinken, Dich
zurückzulehnen oder dich um Deine Haut zu
kümmern.

## TIPP NUMMER 8: SEI DANKBAR

Dein Körper ist einzigartig und wunderschön, aber
wie oft ertappst Du Dich beim skeptischen Blick in
den Spiegel. Schaust Dir Falten, kleine
Speckröllchen oder Hautunreinheiten an.

Sei dankbar für Deinen wunderbaren Körper und
liebe Dich selbst mit allem was dazugehört.
Gönne Dir heute eine Ölmassage, das Rezept
findest Du im DIY Rezeptteil!

## TIPP NUMMER 9: EINFACH SEIN - GANZ BEWUSST IM MOMENT

Manchmal denke ich unser Leben dreht sich nur um den Haushalt, den Job, das liebe Geld, Verantwortungen, Verpflichtungen.

Dabei wollen wir doch alle nur das Gleiche, oder? Wir wollen Spaß haben, ausgeglichen und zufrieden sein, geliebt werden

Naja und gut aussehen, fit sein, gehorsame Kinder, den perfekten Ehemann, in Urlaub fahren, eine Haushaltshilfe, den Privatkoch nehmen wir auch noch gerne dazu …

Das kann doch nicht so schwer sein, oder?
Andere haben das doch auch?
Wie gelingt ihnen das?
Was machen wir falsch?
Was können wir machen, um all das zu bekommen?

Und jetzt verrate ich Dir was … es fängt alles mit einem klitzekleinen Schritt an.
Mit dem ersten Schritt - mit der Entscheidung
Mit der Entscheidung Zeit für Dich zu investieren - jeden Tag nur ein bisschen … ganz bewusst - EINFACH SEIN - in jedem Moment!

## TIPP NUMMER 10: RUHEOASEN

Um Deine Haut optimal zu unterstützen solltest Du Dir Zeitoasen für Dich schaffen.
Momente, die Du für Yoga, Meditation oder Spaziergänge nutzt.
Verbinde Dich mit Deiner inneren Kraft!

Fällt es Dir schwer, Dich einfach so aus Deinem stressigen Alltag rauszunehmen?

Dann empfehle ich Dir meinen kleinen Soforthelfer Stress Away.
Wenn Du die angenehm süße Zitrus/Lavendelnote wahrnimmst, kannst Du gar nicht anders, als einen Moment innehalten, tief durchatmen und Dich entspannen. Egal, wie stressig der Moment auch gerade sein mag.

Das waren meine 10 Tipps und ich hoffe Du bist jetzt bereit um so richtig tief in die Welt der Pflege- und Kosmetikprodukte einzutauchen.

# 8. Deine Monatshygiene

Nun zu der monatlichen Pflege oder besser gesagt zum Gift in Tampons, Slipeinlagen und Binden.

Hast Du Dir jemals Gedanken darüber gemacht welche Inhaltsstoffe darin verborgen sind? Wahrscheinlich nicht, das habe ich früher auch nicht. Wir wachsen damit auf. Zuerst sind es die Binden & Slipeinlagen, danach die ach-so-praktischen Tampons. Wir sind froh, dass wir eine einfach zu handhabende, geruchsneutrale und praktische Lösung geboten bekommen.

Sprich, knapp 75 Prozent der Frauen haben sich noch nie Gedanken darüber gemacht welche Inhaltsstoffe in den Monatshygieneprodukten stecken und noch viel schlimmer, Hersteller in der EU sind NICHT dazu verpflichtet die Inhaltsstoffe zu deklarieren.

Wenn Du Tampons nutzt, dann weißt Du, dass diese praktischen Helferlein mehrere Stunden im Körper bleiben und somit gehen die schädlichen Inhaltsstoffe über die Schleimhäute direkt in den Blutkreislauf.

Ich weiß die folgenden Zeilen werden sehr unangenehm für Dich, denn mir ging es damals nicht anders, ich fühlte mich als würde mir jemand den Boden unter den Füßen wegziehen.

Was sollte ich denn nur machen, wenn ich nie wieder Tampons benutzen konnte?
Sollte ich etwas Mooseinlagen wie die Naturvölker benutzen? Oder Baumwolle wie noch meine Großmutter. Und das wo ich den ganzen Tag in engen Sporthosen unterwegs bin.
Auf keinen Fall und verrutschen soll bitte auch nichts und ich kann ja auch nicht ständig auf's Klo rennen …

Sei geduldig. Ich habe eine geniale Lösung für Dich!

**Tampons**

Schon im alten Ägypten gab es Tampons aus Papyrus, in Rom nutzten die Damen mit Wachs überzogene Wollröllchen.

Den heutigen Tampon gibt es seit den 30er Jahren und er wurde in den USA hergestellt. Das deutsche Pendant kam unter dem Namen o.b. (ohne Binde) in den 50er Jahren auf den Markt.

In den heutigen Tampons finden wir:

- Dioxin (entsteht beim Chlor Bleichungsprozess von Viskose oder Baumwolle). Dioxin ist krebserregend und Auslöser für Endometriose (Gewebewucherungen) und Unfruchtbarkeit
- Künstliche Duftstoffe
- Künstliche Farben
- Klebstoffe
- Rayon (synthetisch hergestellte Faser - Viskose)
- Infinicel (stark absorbierend = hohe Saugkraft)

Tja klingt alles nicht so wirklich verlockend und wenn wir uns jetzt die Schleimhaut der Vagina genauer anschauen, dann lernen wir, dass diese viele verschieden Bakterien- und Hefestämme beherbergt.

Der saure pH-Wert des Scheidensekrets sorgt dafür, dass diese im Gleichgewicht bleiben.

Unnütze und schädliche Bakterien werden einfach mit dem Scheidensekret ausgespült. Verwendest Du allerdings Tampons wird dieser natürliche Vorgang gestört.

Die schädlichen Inhaltsstoffe der Tampons reizen die Vaginalflora und die Schadstoffe gelangen in die Blutbahn.

**Besondere Vorsicht!!!**

- Bei Tampons mit Silk Touch Oberfläche — Silk = Seide

Die Tampons, die ein leichtes Einführen und einen angenehmen Tragekomfort versprechen sind von Seide weit entfernt, sondern eher von Kunststoff umhüllt und dieser Kunststoff wird immer häufiger mit dem toxischen Schock in Verbindung gebracht.

Toxischer Schock (dabei gelangen Bakterien über die Vaginalschleimhaut in die Blutbahn — es kommt zu einer Art Blutvergiftung)

**Nun kommen wir zur guten Nachricht, es gibt Tipps & Alternativen zu Tampons**

- Benutze Tampons aus Biobaumwolle
- Wechsle die Tampons alle 3-4 Stunden
- Verzichte nachts auf Tampons
- Trage zwischen den Tagen keine Tampons
- Nutze stattdessen Menstruationstasse z.B. von Lunette - diese gibt es in verschiedenen Größen.

Menstruationstassen sind allgemein sehr gut verträglich und einfach in der Handhabung. Sie können unter normalen Bedingungen bis zu zwölf Stunden getragen werden, bevor sie geleert werden müssen.

## Monatsbinden & Slipeinlagen

Früher gab es, wenn überhaupt, Stoffstücke, die ganz einfach in den Slip gelegt wurden. Ende des 19. Jahrhunderts kamen dann die ersten Wegwerfbinden auf den Markt, Zielgruppe waren damals Tänzerinnen & Schauspielerinnen.

Wenn wir der Werbung glauben, dann brauchen wir Slipeinlagen um uns rundherum wohl zu fühlen, wir sind dann selbstsicher, super gelaunt und können alles machen.

Aber auch in konventionellen Slipeinlagen stecken gefährliche Inhaltsstoffe, die leider noch nicht mal auf der Packung deklariert sein müssen.

Besondere Vorsicht!!!

- Bei Baumwoll Slipeinlagen für ein angenehmes Tragegefühl -

Diese Baumwolle strotzt vor Glyphosat und Pestiziden, die wiederum über die Vaginalschleimhaut in Deine Blutbahn dringen.

## Alternativen zu Slipeinlagen & Monatsbinden

- Nutze Produkte aus Biobaumwolle  - sie enthalten weder Kunstfasern und sind frei von Plastikgranulat, noch Duftstoffe oder Pestizide.

- Waschbare Binden - z.B. Bambus Binden, die luftdurchlässig sind, einfach zu handhaben, giftfrei, sehr umweltfreundlich, da KEIN Müll entsteht.

- Menstruationsschwämme - werden wie Tampons verwendet und können aber nach dem einfachen Auswaschen immer wieder verwendet werden!

- Menstruationstasse - hält bis zu 10 Jahre

## 9. Back to the base - Dein Weg

Als ich anfing mich intensiver mit dem Thema „Schadstoffe in meinem Alltag" zu beschäftigen, war ich echt überfordert. Am Liebsten hätte ich von heute auf morgen alles entsorgt und das obwohl ich schon seit Jahren alles in Bioqualität benutzte.

Ich war schockiert mit wie vielen gesundsheitsschädlichen Substanzen wir tagtäglich in Kontakt geraten.

Ich bin trotz allem meinem Motto treu geblieben und ging ganz kleine Schritte. Ich fing mit dem Waschmittel an, dann kam als nächstes die Zahnpasta, dann der Allzweckreiniger, usw.
So habe ich es geschafft in relativ kurzer Zeit alle konventionellen Pflege- und Reinigungsprodukte aus unserem Haushalt zu entfernen.
Eine Wohltat!

Und genau das empfehle ich Dir auch - Gehe kleine Schritte, ersetze ein konventionelles Kosmetikprodukt nach dem anderen.
Du kannst Dein Kaufverhalten ganz einfach ändern und für Dich und Deine Familie nur noch Produkte benutzen, die selbst bei Verzehr keine Katastrophe bedeuten!

Dein Körper, der Körper Deiner Kids und auch die Umwelt werden es Dir danken, wenn Du naturreine Kosmetik- und Pflegeprodukte verwendest.

Ich selbst habe viele verschiedene Produkte diverser Hersteller (Biomarken) getestet und habe vor 4 Jahren damit begonnen meine Pflegeprodukte ganz einfach selbst herzustellen.
Ich lege großen Wert auf absolut reine Qualität und somit kommen für mich nur hochwertige Zutaten in Frage.

Absolut reine, ätherische Öle, die in ganz besonderen Verfahren (Seed-to-Seal) gewonnen werden, zählen zu den stärksten Pflanzenkonzentraten und besitzen nicht nur stark reinigende, desinfizierende und entgiftende, sondern auch pflegende Eigenschaften, die sie für gute Produkte unentbehrlich machen – selbst die Kläranlage freut sich darüber!

Sheabutter, Kakaobutter, Basisöle hochwertiger, unraffinierter Qualität sind ebenso wichtig für Deine natürliche Pflege.

Bevor wir nun aber mit den Rezepten loslegen, werfen wir einen genaueren Blick auf die Zutaten, die Du zur einfachen Herstellung benötigst!

# 10. Essentielle Zutaten für Deine selbst gemachte Kosmetik

<u>Sheabutter — hilft bei trockener, rissiger Haut</u>

Sie kommt aus Afrika und wird dort aus den Fruchtkernen des Karitébaums hergestellt. Das Fruchtfleisch ist essbar und schmeckt süß.
Die Bäume können bis zu 300 Jahre alt werden und tragen erst nach rund 20 Jahren das erste Mal Früchte.

Erst beim Abkühlen wird aus dem Sheaöl die bekannte Sheabutter. Im unraffinierten Zustand ist sie gelblich, wird sie weiterverarbeitet entsteht die weiße Farbe.

Sie eignet sich für alle Hauttypen und ist reichhaltig an diversen Vitaminen und Mineralstoffen, besonders Vitamin E.

Sheabutter wirkt isolierend gegen Umwelteinflüsse und trägt sogar zur Zellregeneration bei.

Kakaobutter — macht die Haut elastisch

Der hohe Anteil gesättigter und ungesättigter Fettsäuren sowie zahlreiche Vitamine, Mineralstoffe und Antioxidantien in der Kakaobutter stärken die Zellen und versorgen sie mit Feuchtigkeit.

Herkunft: Kakaobutter wird aus Kakaobohnen, den Früchten des Kakaobaums, gewonnen. Dieser wächst ausschließlich in tropischem Klima, vor allem in Südamerika, in Westafrika und in Südostasien.


Bienenwachs
Carnaubawachs für Veganer

hilft bei der Zellerneuerung und speichert die Hautfeuchtigkeit

## Naturbelassene Basisöle

Sie haben einen natürlichen UV-Filter.

### Kokosöl —
wirkt antibakteriell & antimikrobiell
blockt ca. 20 Prozent der UV-Strahlung, fühlt sich
auf der Haut allerdings recht schwer an

### Olivenöl
liegt meiner Meinung nach noch „schwerer" auf
der Haut als Kokosöl.

### Sesamöl
Sesamöl tut der Haut gut und fängt 30 Prozent der
UV-Strahlung auf.
Es hat viele Antioxidantien – und das ist dann
doppelt gut, denn die neutralisieren freie Radikale
(also aggressive Stoffe, die die Haut schädigen
können).

### Hanföl als After Sun
Auch Hanföl schützt vor UV-Strahlung, jedoch nicht
so gut wie Sesamöl. Hanföl ist gut für die
Regeneration der Haut und pflegt sehr gut.
Super für gebräunte Haut bzw. als After Sun Pflege

Jojobaöl

Funktioniert genau wie Kokosöl, ist aber „leichter"
fürs Gesicht.

Es hat einen Lichtschutzfaktor von nur vier Prozent,
ist also eher für schon gebräunte oder dunkle Haut
geeignet. Das nutze ich für die meisten
Pflegeprodukte im Winter

Apfelessig

hilft bei unreiner und fettiger Haut, fungiert als
Hautstraffung, ist wohltuend bei Hautirritationen

Naturreine, ätherische Öle

Ätherische Öle eignen sich nicht nur zur Aromatherapie, sondern finden auch in der Kosmetik ihre Verwendung. Die Pflanzenessenzen versorgen die Haut mit wichtigen Nährstoffen und verwöhnen gleichzeitig mit ihrem Duft die Sinne. Ätherische Öle lassen sich aus zahlreichen Pflanzen gewinnen. Jede Pflanze besitzt wichtige, und immer wieder andere Stoffe, mit denen sich die Haut pflegen und reichhaltig versorgen lässt. Kosmetik, in der ätherische Öle enthalten sind, können daher eine entzündungshemmende, eine antibakterielle, eine reinigende oder erfrischende und aufpolsternde Wirkung haben.
Bei einer guten, selbst gemachten Naturkosmetik ist daher in erster Linie die Qualität der Duftstoffe wichtig, denn diese ist ausschlaggebend für die Wirkung.

Hier findest Du nun eine erste Übersicht über die wichtigsten Öle bei der Naturkosmetik!

**Karottensamenöl**
mild, füllt die Haut mit wichtigem Öl auf
hilft bei trockener Haut und Faltenbekämpfung.
Deine Haut sieht jünger und frischer aus

**Lavendelöl**
Beruhigend, Regenerierend, Besänftigend
Erneuert Hautzellen, hilft den Heilungsprozess
Deiner Haut zu beschleunigen.
Ideal bei Hautunreinheiten, wie Pickel, Akne oder
Pigmentflecken
Auch bei einem Sonnenbrand oder leichten
Verbrennungen, ist Lavendelöl super hilfreich.

**Sandelholzöl**
Ideal bei trockener Haut, Kopfschuppen wirkt
adstringierend
Dämmt die Talgproduktion ein

**Pfefferminzöl**
Klärend, reinigend

**Geranien**
Reinigend, pflegend

**Teebaum Öl**
Reinigend

**Rosenöl**
Hoher Anteil an ungesättigten Fettsäuren,
straffend, pflegend

Rosen-Öl regt die Durchblutung an und gibt Deiner Haut einen gesunden, rosigen Teint. Außerdem wirkt Dein Gesicht schön gestrafft und damit jünger. Wenn Du leichte Hautrötungen hast, kann Rosen-Öl schon helfen.

**Weihrauchöl**
Beruhigend, reinigend
Belebend, erfrischend, stärkend, ideal für die Haut ab 40

**Orangenöl**
entspannend, entfettend.
Nicht unverdünnt auf die Haut auftragen!
Die Konsequenz wären Hautschäden. Es soll also ganz schwach dosiert werden, ein Tropfen reicht bereits!
Ideal bei Cellulite als Peeling, adstringierend

**Rosmarin-Öl**
Erfrischend, belebend, glättend, straffend
Wer Rosmarin-Öl überdosiert benutzt, riskiert Hautreizungen, daher Rosmarin-Öl nicht pur auf die Haut auftragen und auf jeden Fall verdünnen. Sorgt für ein strafferes Hautbild, ideal bei Cellulite (kombiniert mit Orange) Die Hautzellen transportieren mehr Sauerstoff, die Zellen werden regeneriert und das Öl wirkt entfettend.

Hierzu kannst Du z.B. ganz einfach zwei Tropfen Rosmarin-Öl in Deine Cremes oder in Dein Duschgel geben und das Öl wirken lassen.

**Jasminöl**
Kräftigt die Haarwurzeln, durchblutungsfördernd, entfettend, beruhigend
Auf der Haut wirkt es antiseptisch und unterstützt bei Hautunreinheiten jeglicher Art. Die Haut wird besser durchblutet, wodurch Falten gefüllt werden und die Hautzellen sich schneller erneuern.
Außerdem hilft Jasmin-Öl gegen Menstruationsbeschwerden und Bauchkrämpfe.

# 11. Rezepte für Deine natürlich schöne Haut

## Mundhygiene

### Zahnpasta

Fluoride, Glycerin, Parabene, Sorbitol, Saccharin, Knorpeltang/Carrageen um nur einige davon zu nennen … tummeln sich in der gekauften Zahnpasta … Dabei geht selbstgemachte Zahnpasta so einfach und hat nur 2 Hauptzutaten:

### Kokosöl

hat antibiotische Eigenschaften. Die mittelkettigen Fettsäuren im Kokosöl zeigen eine großartige Wirkung gegen Viren, Pilze & Bakterienstämme. Kokosöl ist super zur Zahnpflege geeignet.

### Xylit

(Birkenzucker) fördert die Speichelbildung – Speichel verdünnt die Säuren im Mundraum, das wiederum erhöht den ph-Wert und hindert Bakterien daran Zucker & Kohlenhydrate in zahnschädliche Milchsäure umzuwandeln.

- 2 EL Kokosöl
- 2 EL Xylit
- 7 Tropfen Pfefferminzöl für den frischen Atem
- 7 Tropfen Thieves Öl unterstützt bei der Mundhygiene

Das Kokosöl im Wasserbad erwärmen, so dass es cremig ist
2 EL in eine Schüssel geben und 2 EL Xylit dazugeben – gut verrühren
Die jeweils 7 Tropfen naturreines Öl dazugeben und mischen.
Fertig ist die Zahnpasta. Im Glasbehälter im Bad aufbewahren und mit einem kleinen Löffel auf die Zahnbürste streichen.

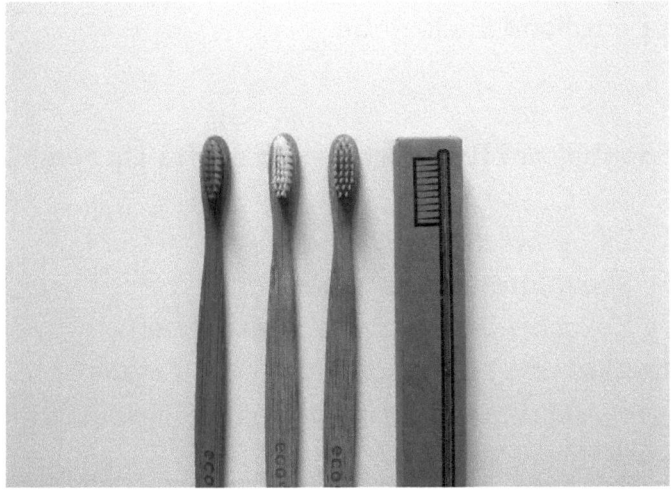

## Mundspülung I

1/2 Glas Wasser
1 Tropfen Thieves hinzugeben

Kleine Schlucke nehmen, spülen, gurgeln. Fertig!

## Mundspülung II

Jeweils 1 Tropfen Geranium, Lavendel und Pfefferminze in ein Glas Wasser. Spülen und gurgeln

## Lippenherpes

1 Tropfen Teebaumöl mit einem Wattestäbchen auf die betroffene Stelle geben.

## Lippenbalsam für geschmeidig sanfte Lippen

1 TL Bienenwachs im Wasserbad schmelzen
1 TL Sheabutter - dazu geben
1 TL Kokosöl - ins Wasserbad dazugeben
5 Tropfen Lavendel zu den restlichen Zutaten geben, gut rühren und in ein kleines Glasgefäß mit Deckel füllen. Fertig!

# Gesichtspflege

## Reichhaltige Gesichtspflege - Basisrezept

Zutaten:
10 g Bienenwachs (vegane Alternative 8 g
Carnaubawachs)
Oder  Carnaubawachs
50 g Mandel- oder Jojobaöl
10 g Sonnenblumenlecithin
10 g Sheabutter
40g Grüner Tee (aufgegossen)


Zubereitung:
Gib Bienenwachs oder Carnaubawachs in eine
kleine Schüssel, die Du über einem Wasserbad
langsam erhitzt und schmelzen lässt. Danach gibst
Du eine Zutat nach der anderen dazu und rührst so
lange bis eine homogene Masse entsteht – ganz
zum Schluss gibst Du das ätherische Öl Deiner
Wahl hinzu, füllst die Masse in einen Glasbehälter
und lässt diese bei Zimmertemperatur abkühlen.

Öle für die unterschiedlichen Hauttypen

**Reife Haut:** 14 Tropfen Weihrauch für die reifere Haut

**Beanspruchte Haut:** 14 Tropfen Nelke für die sehr beanspruchte Haut

**Gereizte Haut:** 14 Tropfen Lavendel für die gereizte Haut Zubereitung:

**Trockene Haut:** 14 Tropfen Geranie und 14 Tropfen Sandelholz

Fertig ist Deine selbst gemachte Gesichtspflege!

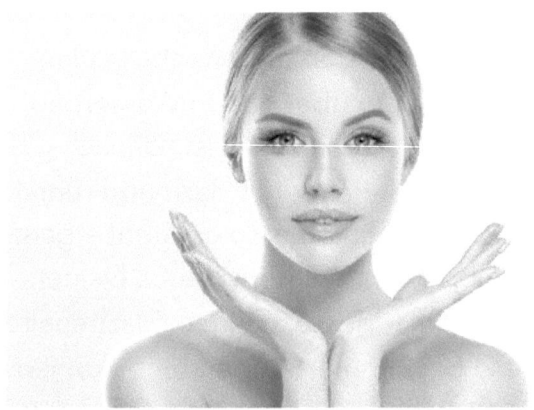

## Gesichtsöl - Trockene Haut

10 Tropfen Sandelholz
10 Tropfen Geranie
7 Tropfen YlangYlang
5 Tropfen Rose

oder

5 Tropfen Jasmin
5 Tropfen Geranie
10 Tropfen Rose

Mische die Öle in 30 ml Jojoba oder Sesamöl und trage dies sparsam morgens & abends auf!


## Gesichtsöl - Fettige Haut
15 Tropfen Zitrone
10 Tropfen Zypresse

Mische die Öle in 30 ml Jojoba oder Sesamöl und trage dies sparsam morgens & abends auf!

## Gesichtsöl - Empfindliche Haut

10 Tropfen Bergamotte
5 Tropfen Geranie
10 Tropfen Orange 8 -

Mische die Öle in 30 ml Jojoba oder Sesamöl und trage dies sparsam morgens & abends auf!


## Gesichtsöl - Reife Haut

5 Tropfen Weihrauch
5 Tropfen Cobaiba
15 Tropfen Lavendel

Mische die Öle in 30 ml Jojoba oder Sesamöl und trage dies sparsam morgens & abends auf!


## Gesichtsöl - Unreine Haut

10 Tropfen Wachholder
5 Tropfen Zypresse
15 Tropfen Bergamotte

Mische die Öle in 30 ml Jojoba oder Sesamöl und trage dies sparsam morgens & abends auf!

# Anti-Aging

## Anti-Aging Serum I

Mische
3 Tropfen Lavendel
4 Tropfen Geranie und
5 Tropfen Sandelholz
In 30 ml Jojoba oder Sesamöl und trage dies
sparsam morgens auf!

## Anti Aging Serum II

30ml Jojobaöl
20 Tropfen Weihrauchöl
10 Tropfen Lavendelöl
10 Tropfen Zitronenöl

Mische Dir aus den Zutaten ein wunderbares
Serum, das Du abends vor dem Schlafengehen auf
Deine Gesichtshaut sparsam aufträgst.

# Masken

## Mineralerde Maske

Verwöhne Deine Haut mit einer Mineralerde Maske
und dem naturreinen,
ätherischen Weihrauch Öl.
Dazu verrührst Du
2-3 TL Mineralerde mit warmem Wasser und
3 Tropfen Weihrauch zu einer dicken Paste
Diese Paste streichst Du dann auf Dein Gesicht –
(Augen und Mund aussparen)
Trocknen lassen und dann mit warmem Wasser
abwaschen, nicht rubbeln!

Neigst Du zu sehr trockener Haut?
Dann gib noch 1 EL Kokosöl zur Paste hinzu!

Die Vorzüge der Mineralerde sind endlos

- Sie enthält alle lebensnotwendigen Mineralstoffe
  und Spurenelemente außer Jod
- Sie bindet Bakterien, Magen- und Gallensäure,
  Giftstoffe, Wundsekrete
- Sie regt die Darmfunktion an
- Heilerde-Auflagen und -umschläge wirken
  kühlend, austrocknend und
- Hautzusammenziehend

- Innerlich angewendet, ist sie energiespendend, mineralisierend, darmanregend/
- regulierend, stoffwechselfördernd, ausgleichend, aktivierend
- Äußerlich und warm angewendet, wirkt sie durchblutungssteigernd, hilft bei Muskelver-spannungen
- Äußerlich angewendet reinigt sie die Haut

Die Vorzüge des Weihrauch Öls sind ebenso endlos

- es ist ideal zur Hautpflege speziell bei trockener & reifer Haut
- Als Badezusatz wirkt es bei müden, schweren Muskeln sehr beruhigend
- Es hat eine beruhigende Wirkung und bringt die Seele in Balance

## Reichhaltige Gesichtsmaske

1 Avocado pürieren und mit 1 EL Kokosöl vermischen und je nach Alter oder Begebenheit gibst Du nun folgende ätherische Öle hinzu

**Für reife Haut:** Gib 5 Tropfen Weihrauch Öl hinzu
**Nach dem Sonnenbad:** Gib 5 Tropfen Lavendel Öl hinzu
**Für junge Haut:** Gib 5 Tropfen Geranien Öl hinzu

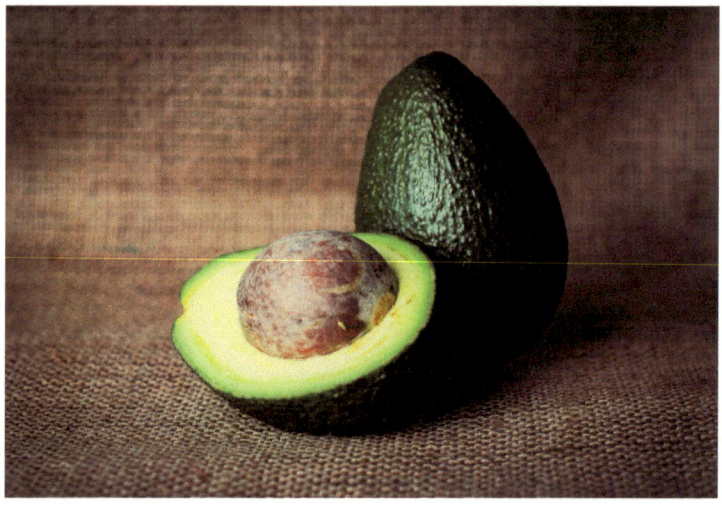

## Schokomaske für trockene & gereizte Haut

1/2  Tasse dunkles, stark entöltes Kakaopulver
1/4 Tasse flüssiger Honig
3 Esslöffel Kokosmilch
2 Esslöffel feines Kokosmehl

Alle Zutaten in einer kleinen Schale vermischen und auf das Gesicht auftragen. Ruhen & einwirken lassen, nach 10-30 Minuten mit lauwarmen Wasser abwaschen.
Eignet sich auch wunderbar als Körpermaske mit der 4-fachen Menge an Zutaten.
Aber nicht naschen!

## <u>Körperpflege</u>

## Duschgel

- 50 g Naturseife
- 500 ml Wasser
- 2-3 EL Speisestärke
- 1 TL Lecithin - macht das Duschgel haltbar
- 50 ml Kokosöl
- 14 Tropfen Orange
- 14 Tropfen Rosmarin

Zubereitung:

Die Seife mit einer Reibe reiben.
Gib die 500ml Wasser in einen Topf, erhitze das
Wasser und gib dann die geraspelte Seife hinzu -
mit einem Schneebesen umrühren und so lange
rühren bis keine Seife mehr zu sehen ist …
Jetzt gibst Du so viel Speisestärke hinzu bis das
Duschgel eine geschmeidige Konsistenz hat.

Dann gibst Du das ätherische Öl hinzu und füllst
Dein Duschgel in eine alte Duschgelflasche

**Tipps**:
Das Duschgel ist zu fest: Gib einfach etwas heißes
Wasser hinzu

Das Duschgel ist zu flüssig: Gib 1 TL Speisestärke
hinzu und rühre wieder

## Badezusätze

Was gibt es Schöneres als sich nach einem langen,
anstrengenden Tag in die Wanne zu legen und sich
in dem warmen Wasser zu entspannen?

## Ruheoase mit Stress Away

Stress Away ist die ideale Zutat für Dein dampfendes Badewasser oder ein wohltuendes Fußbad. Perfekt, um runterzukommen und sich nach einem langen Arbeits-, Reisetag der Entspannung hinzugeben!

Gib dazu 5 Tropfen in ein Fußbad oder 10 Tropfen als Badezusatz in die Wanne.

## Entlastung für den überforderten Geist mit Weihrauch

Gib zu Deinem Badewasser 10 Tropfen Weihrauch und 1 EL Jojobaöl

## Entspannung für müde Muskeln mit Rosmarin

Fülle Deine Wanne und gib ganz zum Schluss 10 Tropfen Rosmarin und 1 EL Olivenöl hinzu.

## Wohltat für trockene Haut

1 Liter Mandelmilch und 14 Tropfen Lavendel in das Badewasser geben! Genieße die Ruhe und Hautpflege

# Peeling

### Peeling - Kaffee-Kokos für eine Straffe Haut

Nimm 1 kleine Schüssel Kaffeesatz und
mische diesen mit 1 EL Kokosöl.
Nun geht es ab unter die Dusche, reibe das
Kaffeepeeling in kreisenden Bewegungen in
die Haut ein!
Das Koffein regt die Durchblutung an, das Kokosöl
verwöhnt die Haut und macht sie schön sanft!

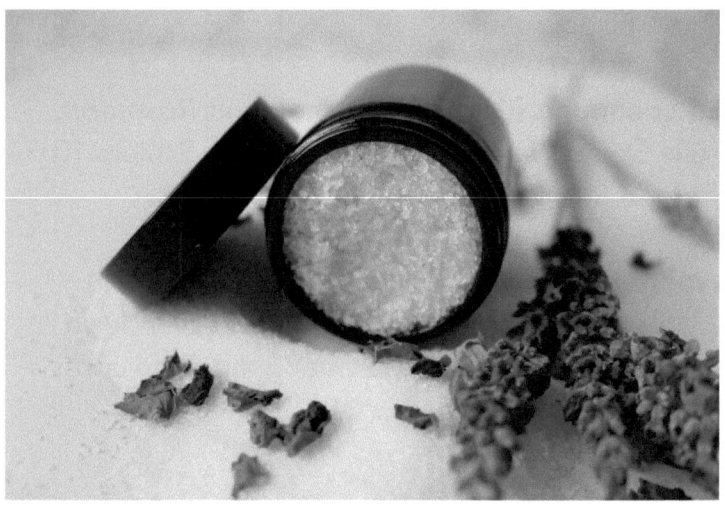

## Orangen Peeling - Für Dein Bindegewebe (Cellulite)

Unterstütze Dein Bindegewebe mit diesem Peeling und der Kraft der Orange!
Nimm 1 kleine Schüssel, gib 2 EL grobes Meersalz und 2 EL weiches Kokosöl oder Sesamöl hinzu. Dazu 3-5 Tropfen naturreines, ätherisches Orangenöl und mische alles mit einem Löffel.

Dieses Peeling kannst Du vor dem Duschen oder im Dampfbad super anwenden. Gesicht aussparen, da das Salz meist zu grob für die zarte Gesichtshaut ist.

**Kokosöl**
verwöhnt die Haut und macht sie schön sanft, hat antibiotische Eigenschaften. Die mittelkettigen Fettsäuren im Kokosöl zeigen eine großartige Wirkung gegen Viren, Pilze & Bakterienstämme. Die Mineralien in Kokosöl unterstützen Deine Haut und geben ihr viel Feuchtigkeit.
**Orangenöl** unterstützt Dein Bindegewebe, denn es wirkt durchblutungsfördernd

**Das Salz** entfernt alte Hautschüppchen.
**Peeling - Trockene Haut**

Püriere eine reife Banane mit dem Fruchtfleisch einer weichen Papaya und trage diese Mischung auf Deine Haut auf.
Die Papaya enthält das Enzym Papain, das alte Hautschüppchen entfernt!


**Kokos-Honig Körpermaske**

Wie immer ganz einfach und schnell herzustellen
Dann ganz einfach unter der Dusche auftragen
Deine Haut fühlt sich samtweich an und duftet sooo lecker

1 Tasse Kokosöl (im Wasserbad erwärmen)
1 Tasse Honig (zum Kokosöl hinzufügen)
14 Tropfen Rosmarin
14 Tropfen Orange

Alle Zutaten vermischen und ab unter die Dusche!

## Körper Öl zur Massage

Nimm dazu eine kleine Schale Jojoba-, Kokos-, Hanf oder Olivenöl (Du kannst das Öl auch leicht im Wasserbad erwärmen) und gib 2-4 Tropfen Joy oder Inner Child in das Öl.
Lege Dir ein Handtuch unter die Füße und öle Deinen Körper vom Hals herab ein. Eine absolute Wohltat für Deine Haut und Deine Seele!


## Körperbutter
3-4 Stück je nach Förmchengröße

Du brauchst:
1 Topf
1 Schüssel für das Wasserbad
1 Löffel
Muffin oder Gugelhupfförmchen

10g Bienenwachs oder Carnaubawachs im Wasserbad schmelzen
30g Sheabutter - dazu geben
30g Kakaobutter ins Wasserbad dazu geben
25g Kokos- oder Hanföl dazu rühren

So lange rühren bis sich alles aufgelöst hat

Verfeinere die Masse mit
10 Tropfen Weihrauch & 10 Tropfen Geranie oder
20 Tropfen Lavendel oder
10 Tropfen Zitrone und 10 Tropfen Limette oder
10 Tropfen Orange und 10 Tropfen Rosmarin

Die duftende, flüssige Masse in Förmchen füllen,
eine Stunde in die Gefriertruhe stellen, danach im
Kühlschrank aufbewahren.
Kurz vor Gebrauch aus der Form lösen, auf die
Haut aufsetzen und sanft einreiben.


## Deodorant:

### Salbei-Deo
Für das wohl einfachste Deo brauchst Du nur 2
Zutaten.

Du gibst 1 Tropfen Salbei und einen halben
Teelöffel Kokosöl auf eine Hand, verreibst diese
und trägst dir diese Mischung in Deinen
Achselhöhlen auf.

## Sprühdeo mit Purification

1 kleine Sprühflasche 60ml
2 TL Natron
50ml Wasser
7 Tropfen Purification

Mischen. In die Achseln sprühen. Gut duften!

## Deo in der Dose

1 EL Kokosöl
2 TL Natron
5 Tropfen Lavendel

Das weiche Kokosöl mit den beiden anderen Zutaten in einer kleinen Schale vermischen. Mit einem Holzspatel o.ä. in den Achselhöhlen auftragen.

# Natürlich schöne Haare

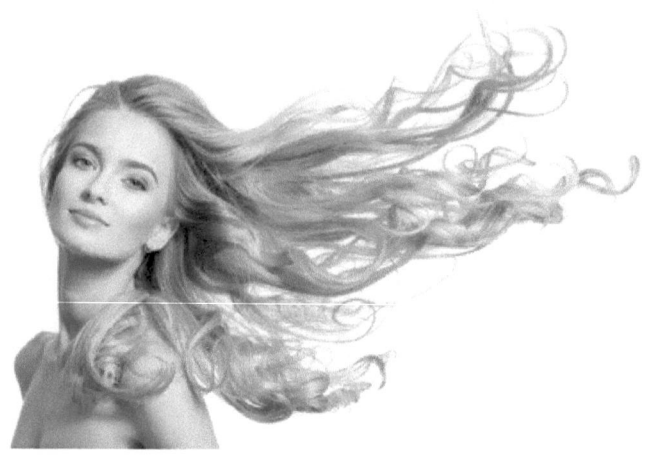

## Shampoo

- 50 g Naturseife
- 500 ml Wasser
- Speisestärke
- 1 TL Lecithin - macht das Duschgel haltbar
- 50 ml Kokosöl
- 14 Tropfen Copaiba

Die Seife mit einer Reibe reiben.
Gib die 500ml Wasser in einen Topf, erhitze das
Wasser und gib dann die geraspelte Seife hinzu -

mit einem Schneebesen umrühren und so lange rühren bis keine Seife mehr zu sehen ist …
Jetzt gibst Du so viel Speisestärke hinzu bis das Shampoo eine geschmeidige Konsistenz hat.

Gib nun das ätherische Öl hinzu und fülle Dein Shampoo in eine alte Shampooflasche

**Tipps:**
Das Shampoo ist zu fest: Gib einfach etwas heißes Wasser hinzu
Das Shampoo ist zu flüssig: Gib 1 TL Speisestärke hinzu und rühre wieder

**Haarmaske für trockene, splisse Haare**

Zutaten
1 reife Avocado
1 Becher Kokosjoghurt (200g)
2 EL Jojobaöl

Avocado schälen, Kern entfernen und das Fruchtfleisch mit einer Gabel zerdrücken.
Kokosjoghurt und das Jojobaöl dazugeben.
Die fertige Haarmaske ins feuchte Haar verteilen und ca. eine halbe Stunde einwirken lassen.
Danach gründlich ausspülen.

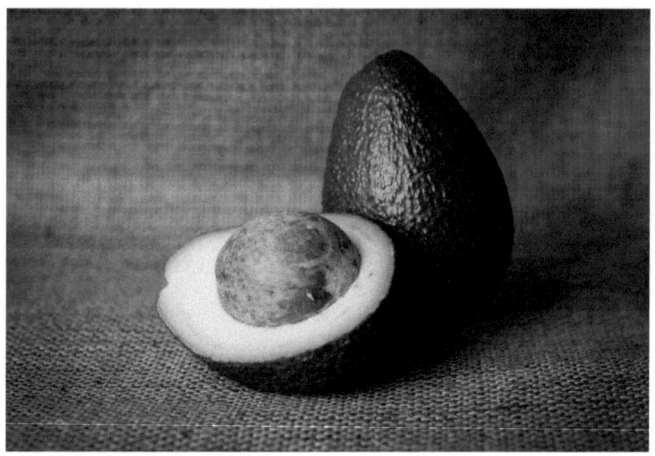

## Haarmaske für trockene, spröde Haare

- 1 Mango
- Saft von ½ Zitrone
- 1 Avocado

Zubereitung
Avocado schälen, Kern entfernen und das Fruchtfleisch in eine Schüssel geben. Mango schälen. Fruchtfleisch zur Avocado geben. Den Saft der Zitrone dazugeben und pürieren. Die fertige Haarmaske ins feuchte Haar verteilen und ca. eine halbe Stunde einwirken lassen. Danach gründlich ausspülen.

**Haarpflege für schuppige Kopfhaut**

Gib 3-4 Tropfen Rosmarin auf Deine linke Hand, verreibe mit der rechten und massiere das Öl nun mit Deinen Händen in die Kopfhaut ein

## Conditioner

### Conditioner bei Spliss

1 EL Kokosöl
1 TL Honig
1 Prise Zimt

Die Zutaten in einer kleinen Schüssel vermischen, nach dem Haare waschen in die Spitzen einmassieren und ca. 5-10 Minuten einwirken lassen.

### Conditioner für glänzende Haare

150ml Apfelessig
300ml Wasser

Gieße diese Mischung über Dein frisch gewaschenes Haar. Ausspülen ist nicht nötig.

# Sonnenschutz

## Natürlicher Sonnenschutz I

Kokosöl, Olivenöl und Mandelöl eignen sich pur hervorragend als Sonnenschutz.
Hier gilt es natürlich zu beachten, dass Du Dich nicht wie ein Hähnchen in der Mittagssonne brätst, sondern mit Vernunft und Bedacht sonnen badest.

Lichtschutzfaktoren
Kokosöl: 8
Olivenöl: 7,5
Mandelöl: 5

## Natürlicher Sonnenschutz II

Mit ein paar Zutaten kannst Du aber auch Deine eigene Sonnencreme herstellen.

Zutaten:
- 90g flüssiges Pflanzenöl - z.B. Sheabutter
- 30g Aloe Vera Gel
- 10g Bienenwachs
- 10g Zinkoxidpulver
- 5 Tropfen Vitamin E (optional)
- 15 Tropfen Lavendelöl

Zinkoxidpulver in einer kleinen Menge vom Pflanzenöl verfeinern bis eine Masse entsteht.
Wasserbad bereitstellen (ca. 40°C) und das Bienenwachs im Pflanzenöl schmelzen.
Nun die Zinkoxidpulver-Öl-Mischung und das Aloe-Vera-Gel vorsichtig dazu geben und alles vermengen.
Zum Schluss gibst Du das Vitamin E, sowie das ätherische Öl dazu
Gut rühren, in Behälter abfüllen. Fertig

## 12. Alternative Basics

Mir ist bewusst, dass Du eventuell nicht die Zeit oder Lust hast Dir Deine Produkte nach und nach selbst herzustellen.

Genau deshalb habe ich Dir nun noch die alternativen Basics, die ich auch auf unseren Reisen benutzte, zusammen gestellt.

So steht auf Deinem Weg zu Deiner natürlichen Schönheit nichts mehr im Wege.

| Pflegeprodukt | Alternative |
|---|---|
| Haar-Conditioner | Einfache Haarmasken aus natürlichen Zutaten - Copaiba Öl |
| Duschgels und Seifen | Einfaches Seifengrundrezept und je nach Hauttyp das passende ätherische Öl oder **Bath & Shower Gel Base** |
| Deodorants | 1 Tropfen Purification oder Salbe oder **Meadow Mist Deodorant** |
| Cremes | Einfaches Cremegrundrezept aus 4 Zutaten und je nach Hauttyp das passende Öl |
| Foundation | Mineral Foundation ohne weitere Zusätze |
| Mundwasser | Wasser & Thieves |

| Pflegeprodukt | Alternative |
| --- | --- |
| Rasierschaum und Rasiergel | Kokosöl |
| Shampoo | 1 Seifenstück (**Kohleseife** ist super) oder Grundrezept Seifenlauge |
| Sonnenschutz | Hanföl oder Jojobaöl mit Karottensamen & Lavendel oder Eukalyptus & Lavendel bzw. **Mineralische Sonnencreme** |
| Zahnpasten | Einfaches Rezept aus 3 Zutaten oder **Aromabright** |

## 13. Deine ersten Schritte

Jetzt hast Du einiges gelernt.

Du weißt, welche Inhaltsstoffe in welchen Pflegeprodukten und Kosmetika stecken.

Du weißt, welche Alternativen es gibt und Du hast
über 40 DIY Rezeptanleitungen bekommen.

Nun geht es darum das Erlernte in Deinen Alltag
einzubauen, damit Du Dich langsam aber sicher
von den konventionellen Pflegeprodukten
verabschiedest.

Deshalb gibt es heute die ersten Schritte für
Deinen Weg zu Deiner natürlich schönen Haut
ohne konventionelle Pflege- & Beautyprodukte.

### 1. Schau in Deinen Badschrank und sortiere aus!

Was hast Du schon ewig nicht mehr benutzt?
Was ist ausgetrocknet?
Was ist fast leer und Du nutzt es definitiv nicht
mehr?
Weg damit!

Entsorge es fachgerecht.

Aber stopp - behalte ein paar der Behälter, denn die kannst Du super gebrauchen.

## 2. Was benutzt Du am häufigsten?

Duschgel?
Shampoo?
Gesichtspflege?
Zahnpasta?

Das, was Du am häufigsten benutzt, nimmst Du Dir als Erstes vor.
Entweder machst Du es komplett selbst oder Du nutzt die entsprechende Alternative aus der Tabelle in Modul 2-4.

Mach es auch wenn Du jetzt noch einen Rest hast, denn wenn es erst mal leer ist, dann gehst Du doch lieber schnell zum Drogeriemarkt als Dich in die Küche zu stellen.

3. Aus 1 mach 5

Die Bath & Shower Gel Base ist wie die selbstgemachte Seifenlauge. Genau so ergiebig und umweltfreundlich.

Du kannst sie als Basis für folgendes nutzen:

1. Duschgel
2. Shampoo
3. Conditioner
4. Rasiergel
5. Handseife
6. Badezusatz

Den Link zur Bath & Shower Base findest Du im Anhang.

4. So könnte Dein Plan für die nächsten Wochen aussehen

Nimm Dir 1 Produkt in der Woche vor oder eins im Monat - je nachdem wie ausgefüllt Dein Alltag ist!

| Woche | Reiniger |
| --- | --- |
| Woche 1 | Zahnpasta — DIY oder Aromabright |
| Woche 2 | Deo — DIY oder Aroma Guard Meadow Mist |
| Woche 3 | Peeling — DIY |
| Woche 4 | Gesichtspflege — DIY oder ART Serie |
| Woche 5 | Duschgel — DIY oder Bath & Shower Gel Morning Start |
| Woche 6 | Shampoo — DIY oder Copaiba-Vanille Shampoo |
| Woche 7 | Handseife — DIY oder Thieves Handseife |

Nun hast Du alles was Du brauchst um zu starten.
Meine Empfehlungen einzelner Produkte findest
Du im Anhang.
Dir steht nun also nichts mehr im Wege Dich
langsam aber sicher auf den Weg zu machen und
konventionelle Pflege- und Kosmetikprodukte aus
Deinem Badezimmer zu verbannen.

**Die gute Nachricht - Du bist nicht allein**

Komm gerne in den NaturalPowerCircle.
Dutzende von Menschen genießen schon jetzt die
exklusive Betreuung und die Unterstützung auf
ihrem Weg zu einem natürlichen, gesunden Leben.
Werde Teil dieser genialen Gemeinschaft und
schließe Dich noch heute dem NaturalPowerCircle
an.

Als ein Teil von Energievoller & Gelassener Leben -
wirst Du täglich inspiriert und motiviert mehr
Freude & Leichtigkeit in Deinem Alltag zu haben
anstatt immer nur für andere da zu sein und stetig
zu funktionieren.

Ich freue mich auf Dich,

Kay

## 14. Anhang

**Recherchen**:
Studie Universität Bayreuth
https://www.uni-bayreuth.de/de/universitaet/
presse/pressemitteilungen/2018/157-Plastik-auf-
Ackerland/index.html

**Produktlinks**

Monatshygiene:
Menstruationstasse z.B. von Lunette
Leichte Blutungen - Ich empfehle diese!
Mittel bis starke Blutungen - Ich empfehle diese!
Bambus Slipeinlagen - Ich empfehle diese!

Basiszutaten DIY Rezepte:
Unraffinierte, hochwertige Sheabutter - Ich
empfehle Dir diese!
Unraffinierte, hochwertige Kakaobutter - Ich
empfehle Dir diese!
Bienenwachs - Ich empfehle Dir dieses
Carnaubawachs - Ich empfehle Dir dieses!
Seife für die Seifenlauge - Ich empfehle Dir diese!

Informationen zu den naturreinen, ätherischen Essenzen, die ich in den Rezepten genannt habe, sowie die **Vitality Öle** und die Zutaten für die **Zellreinigung,** die **Bath & Shower Base** und die **Zahnpasta** bekommst Du HIER oder kontaktiere mich, damit ich Dir bei der Auswahl der naturreinen Essenzen helfen kann. Du kannst aber auch gleich meinen personalisierten link nutzen, mit dem Du 24% auf jede Bestellung sparst und Dir viele Tipps, Tricks und Hintergrundinfos zu den Anwendungen der naturreinen, ätherischen Öle sicherst.

# Impressum

Haftungsausschluss: Die in diesem Buch vorgestellten Ratschläge, Tipps und Empfehlungen wurden mit größter Sorgfalt vom Autor zusammengestellt. Jedoch können weder der Autor noch der Verlag Haftung, Garantie oder Gewährleistung für die Richtigkeit, Vollständigkeit und Aktualität übernehmen. Der Autor und der Verlag erklären hiermit ausdrücklich, dass zum Zeitpunkt der Linksetzung keine rechtswidrigen Inhalten auf den verlinkten Seiten erkennbar waren. Auf die aktuelle und zukünftige Gestaltung, die Inhalte oder die Urheberschaft der gelinkten Seiten haben der Autor un der Verlag keinerlei Einfluss. Deshalb distanzieren sie sich hiermit ausdrücklich von allen Inhalten, die nach der Linksetzung verändert wurden.

Urhaber-, Marken- und Verwertungsrecht: Das Werk, einschließlich seiner Teile ist urheberrechtlich geschützt. Jede Verwertung ist ohne Zustimmung des Verlages und des Autors unzulässig. Dies gilt insbesondere für die elektronische oder sonstige Vervielfältigung, Übersetzung, Verbreitung und öffentliche Zugänglichmachung. Die in diesem Buch wiedergegebenen Gebrauchsnamen, Handelsnamen, Warenbezeichnungen usw. Können auch ohne besondere Kennzeichnung Marken sein und als solche den gesetzlichen Bestimmungen unterliegen.

Projektleitung: K Fitzgibbons
Covergestaltung: K. Fitzgibbons
Konzeption & Gestaltung: K. Fitzgibbons

## Bildquellen:

Buchcover
© Bild von Felix Wolf auf Pixabay auf fotolia.com
Foto: woman3600521
© Bild von naturwohl-gesundheit auf Pixabay

Foto: skin

© congerdesign-509903 auf Pixabay Foto:

vegetables

© congerdesign auf pixabay.de Foto: Water

© monofocus auf pixabay.de Foto: Toothbrush

© edwardderule auf fotolia.com Foto: Facial

treatment

© tookapic auf Pixabay -Foto: Avocado

© Monfocus auf Pixabay Foto: Sugar Grub

TWENTYSIX – Der Self-Publishing-Verlag
Eine Kooperation zwischen der Verlagsgruppe
Random House und Books on Demand
© 2020 Fitzgibbons, Kay
Herstellung und Verlag: BoD – Books on Demand,
Norderstedt
ISBN: 9783740769253